L'ALIMENTATION NATURELLE

INSTITUT DES RÉGIMES

PARIS
30, RUE PASCAL

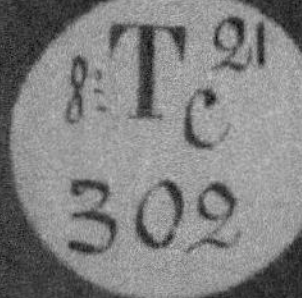

L'ALIMENTATION NATURELLE

INSTITUT DES RÉGIMES

30, rue Pascal, PARIS (Ve)

TÉLÉPHONE : Gob. 05-81

REVENONS
A L'ALIMENTATION NATURELLE

On a fait, ces dernières années, un usage effréné des drogues de toutes sortes ; chaque jour, dans les journaux et ailleurs, il en paraissait de nouvelles. Les médecins, pour la plupart, après avoir suivi ce mouvement, cherchaient à réagir, mais souvent leur autorité était impuissante à empêcher le malade de se droguer.

A l'heure actuelle, un vif mouvement de réaction se dessine, une partie du public éclairé a enfin compris qu'il était extravagant, pour lutter contre les maladies qui sont des empoisonnements, d'avoir recours à des drogues qui créent d'autres empoisonnements.

Les Pouvoirs Publics eux-mêmes, sur l'invitation de l'Académie de Médecine et du Conseil Supérieur d'Hygiène, étudient les moyens de seconder ce mouvement, et prochainement il sera très probablement interdit aux pharmaciens de délivrer sans une nouvelle ordonnance médicale les médicaments prescrits une première fois.

Ainsi le Corps Médical, abandonnant de plus en

plus la thérapeutique chimique, demande à l'Alimentation Naturelle, à la diététique, la désintoxication et par conséquent la guérison de ses malades.

Il était temps qu'un revirement se fît, car aux intoxications d'origine médicamenteuse de date déjà ancienne s'ajoutaient, depuis plus longtemps encore, pour affaiblir la race, des intoxications alimentaires dues aux excès de viande. C'est parce que nos ancêtres n'ont pas su garder la mesure dans l'alimentation carnée que nous sommes tous plus ou moins dyspeptiques, rhumatisants, goutteux, graveleux, migraineux, eczémateux, asthmatiques ou diabétiques. Les médecins anglais et américains ne cessent de dénoncer l'abus des viandes de toutes sortes comme la cause du cancer qui sévit si cruellement en Angleterre et aux États-Unis, où il va chaque jour en augmentant d'intensité et de fréquence.

Quant à la France, plus touchée encore par le fléau, les statistiques montrent que le terrible cancer y étend de plus en plus ses ravages.

Ne sont-ce pas des raisons suffisantes pour revenir à une bonne alimentation végétarienne ? Si certains se laissent toucher plus facilement par des raisons de sentiments, ces raisons de sentiments ont été exposées il y a plus de 2.500 ans par Pythagore, d'après Ovide, et on ne peut mieux dire.

« Mortels, dit-il, cessez de vous souiller de ces « mets horribles. Vous avez des grains, vous avez « des fruits qui courbent de leur poids les rameaux « auxquels ils sont attachés, vos vignes sont char-

« gées de grappes ; il y a des légumes naturellement
« excellents et beaucoup qui peuvent s'adoucir et
« s'amollir au feu. Le lait ne vous est point défendu,
« ni le miel encore odorant du thym ; la terre prodigue
« vous offre des trésors et de doux aliments, et
« vous fournit des festins sans sang et sans carnage.

« Les bêtes féroces se nourrissent de chairs ;
« mais tous les animaux n'en font pas usage. Le
« cheval, les brebis et les bœufs vivent de l'herbe
« des prairies ; ceux dont le cœur est cruel et
« farouche, les tigres, les lions faciles à s'irriter,
« les ours, les loups, prennent plaisir au sang qui
« coule dans leur repas. Qu'y a-t-il de plus affreux
« que de mettre des cadavres dans ses entrailles,
« d'engraisser son corps de cadavres entassés et
« d'animer un être par la mort d'un autre qui vivait
« un instant auparavant ?

« Au milieu de tant de richesses que produit la
« terre, la meilleure des mères, pourquoi porter vos
« dents cruelles sur les animaux ? Ne pouvez-vous
« enfin soulager les jeûnes de votre estomac vorace
« et déréglé qu'aux dépens d'un autre être ? Ce
« siècle antique auquel nous avons donné le nom
« de l'AGE D'OR vit les hommes contents des
« fruits des arbres, des plantes que produisent les
« campagnes, et n'en vit aucun souiller sa bouche
« de sang.

« Alors les oiseaux, en sûreté, se promenaient
« librement dans les airs ; le lièvre errait sans
« frayeur dans les campagnes ; la crédulité du pois-

« son ne l'attachait point à l'hameçon funeste, tout « était tranquille, ne dressant aucun piège et n'en « craignant aucun. Quel que soit celui des hommes « qui le premier dédaigna l'innocente frugalité de « cet âge et fut assez cruel pour plonger des nour- « ritures vivantes dans son avide sein, il ouvrit le « chemin des crimes.

« Le fer souillé de sang rougit d'abord de celui « des bêtes farouches. C'en était assez ; il est per- « mis de donner la mort aux animaux dont la rage « attaque notre vie ; on peut les tuer sans remords, « je l'avoue ; mais il ne faut pas s'en nourrir. Cette « fureur s'étendit plus loin. On dit que le pourceau « fut la première victime qui mérita de mourir « pour avoir fouillé dans les champs et détruit la « semence et l'espérance d'une année. Un bouc fut « sacrifié sur les autels de Bacchus vengeur, pour « avoir rongé la vigne. Un crime causa la perte de « l'un et de l'autre ; mais quel était le vôtre, tendres « brebis, troupeau paisible né pour les hommes, « à qui vos mamelles fournissent un nectar déli- « cieux, vos laines des habillements chauds, et qui « nous servez davantage par votre vie que par votre « mort ? Qu'a mérité le bœuf, animal simple, sans « méchanceté, né pour les travaux ?

« Ce ne put être qu'un ingrat, indigne des dons « fertiles de Cérès, qui le premier osa tirer de sa char- « rue ces ouvriers infatigables, les immoler et frap- « per de sa hache leurs cous chargés des marques de « leurs fatigues, avec lesquels ils avaient si souvent « retourné les champs de leurs maîtres et lui avaient

« procuré tant de moissons... D'où vient la si « grande avidité des hommes pour ces nourritures « défendues ? O mortels, ose -vous vous en rassasier ? Ce que je vous demande c'est d'abandonner cet usage affreux. Prêtez l'oreille à mes avertissements et toutes les fois que vous mangerez de « vos bœufs égorgés, sachez et souvenez-vous que « vous dévorez vos laboureurs. »

Raisons de santé, raisons de sentiments et même de philosophie et de morale, toutes concordent pour nous faire adopter une saine alimentation naturelle.

La riche et doulce France est d'ailleurs la nation qui devrait être à la tête de ce retour à l'alimentation naturelle, car aucune autre contrée ne fournit des céréales, des fruits, des légumes aussi beaux, aussi riches, aussi savoureux et aussi substantiels.

Les étrangers le savent bien qui viennent, les uns, comme les Anglais, nous chercher nos fruits, d'autres, comme les Allemands, nous acheter nos plus belles céréales et aussi nos fruits. Les uns et les autres nous les retournent d'ailleurs transformés en confitures, en biscuits divers, en produits de régime, etc...

L'Institut des Régimes, maison exclusivement française, a été fondé par un groupe d'hygiénistes pour remédier à cet état de choses. Le but qu'il se propose d'atteindre en favorisant le retour à une alimentation naturelle est :

1° De sauver la race en lui évitant des maladies qui la dégradent ;

2° De mettre cette alimentation naturelle à la portée de tous en évitant de payer un lourd tribut à l'étranger ;

3° Enfin de faire mieux que quiconque puisque la France a des matières premières supérieures à toutes.

Broyeurs, moulins, mélangeurs, bluteries, pétrins mécaniques, fours aérothermiques, stérilisateurs, bref toutes les machines utilisées ont été construites par des ingénieurs spéciaux, d'après les dernières données de la Science, et permettent d'obtenir des résultats excellents et constants.

Observation.

L'Institut des Régimes, fondé pour favoriser l'Alimentation Naturelle, vend non seulement ses produits, mais encore, afin d'éviter à la clientèle des recherches et des pertes de temps, fournit aussi les produits des principales maisons.

A l'Institut des Régimes on trouvera donc tout ce qui est nécessaire pour l'alimentation naturelle et les régimes.

Nous donnons ci-après quelques notes sur des nouveautés diététiques préparées par l'Institut des Régimes, et à la fin de ces pages on trouvera la nomenclature et les prix des produits les plus courants.

LE SANOX

remplace le Café

De par sa caféine, ses purines et acides cafétaniques, le café est un médicament et non un aliment.

DEPUIS longtemps les hygiénistes et les médecins ont cherché sans succès à supprimer le café de l'alimentation. Le café, en effet, dont les comptes de douane montrent que chaque année la France use davantage, présente une foule d'inconvénients. C'est un excitant du système nerveux, tant de la moelle que du cerveau, et il provoque quantité de malaises et même de maladies, depuis les simples tiraillements d'estomac et la dyspepsie jusqu'aux troubles graves de l'intestin et du cœur.

Nombre de neuro-arthritiques qui souffrent de rhumatismes, de goutte, de constipation, d'hémorroïdes, d'angine de poitrine et d'affections de la peau, ne se doutent pas que, s'ils supprimaient leur tasse de café après le repas, l'amélioration de leur état de santé serait presque immédiate.

Mais voilà ! le café après le repas est si agréable, et il est si difficile de le supprimer ! Jusqu'à ce jour, les essais faits dans ce sens n'avaient donné que des résultats médiocres. Avec le Sanox, au contraire, le problème est résolu, car le Sanox a véritablement le goût du café, sans en avoir les inconvénients.

Le Sanox est préparé avec des plantes indigènes cueillies en pleine croissance, puis stérilisées immédiatement après la cueillette afin d'éviter les oxydations qui détruisent les parfums ou les modifient désavantageusement. Ces plantes ou parties de plantes subissent ensuite une série de préparations spéciales dont la dernière est la torréfaction.

Le Sanox ne contient pas de purines, contrairement au Café, qui en contient environ 3 pour 100.

Le café doit donc être, à cause de ces purines, formellement interdit aux névropathes, aux cardiopathes, aux brightiques et aux uricémiques, c'est-à-dire à tous ceux dont le sang contient un excès d'acide urique (rhumatisants et goutteux).

Le café peut véritablement être mis sur le même rang que beaucoup de toxiques, comme le tabac par exemple. En effet, l'un provoque le tabagisme, l'autre le caféisme, qui se manifeste par divers symptômes : irritabilité, excitation allant jusqu'à l'insomnie, hallucinations, battements de cœur ou palpitations, etc... Et sans s'en rendre compte on devient caféique comme on devient alcoolique, éthéromane ou morphinomane.

Il faut donc faire la guerre au café sans répit car les désastres qu'il cause dans l'organisme sont nombreux et des plus graves.

Ajoutons que l'une des propriétés redoutables du café c'est d'augmenter la pression du sang dans le corps et les artères. Or quand la pression augmente dans nos vaisseaux il y a de grandes chances si la paroi de ces vaisseaux est un peu fatiguée qu'elle se rompe et que le sang se répande dans nos tissus et notamment dans le cerveau. C'est alors l'apoplexie foudroyante ou la paralysie irrémédiable. Prendre chaque jour sa tasse de café c'est donc faciliter la congestion.

Les femmes nourrices doivent absolument supprimer le café si elles veulent d'une part avoir du lait, d'autre part que ce lait n'excite pas leur nourrisson et par conséquent que celui-ci profite bien. Si la femme nourrice prend du café, elle dort mal, son nourrisson dort encore plus mal, n'engraisse pas normalement et plus tard sera un nerveux hyperexcitable.

Le Sanox, au contraire du café, ne contient ni caféine, ni purines, ni pyridine, tous produits plus ou moins toxiques qui font du Café un médicament, et non un aliment.

Le café contient en outre de l'acide cafétanique qui, en se combinant avec les albumines, les tanne en quelque sorte et empêche leur digestion, d'où la dyspepsie.

Le Sanox, qui est aussi agréable au goût que le Café, ne possède donc que des avantages ; il est riche en matières albuminoïdes végétales, en hydrates de carbone, en sels phosphoriques, et contient des diastases qui facilitent beaucoup la digestion.

Le Sanox doit être pris par tous; il est particulièrement recommandé aux enfants, aux femmes enceintes et nourrices, aux dyspeptiques, aux arthritiques, aux nerveux, aux neurasthéniques, aux hypertendus, à ceux qui souffrent de maladies de la peau et des reins.

Le Sanox n'empêche nullement le sommeil, et on peut en prendre au repas du soir sans avoir à craindre l'insomnie.

Le Sanox, étant donné son innocuité absolue et sa richesse en phosphore, non seulement peut, mais doit être donné aux enfants même très jeunes. Contrairement à certains succédanés du café qui contiennent comme arome soit du véritable café, soit du caféol, le Sanox ne contient rien du café.

La dose pour une tasse ordinaire (100^{cc}) est de 15 à 20 grammes (soit une bonne cuillerée à soupe), et on le prépare comme le Café ordinaire. On peut aussi le préparer à la mode turque. Pour en tirer au point de vue digestif tout le profit possible et aussi pour qu'il ait développé tout son arome, le Sanox doit être pris *très chaud,* presque bouillant, pur ou avec du lait, au goût de chacun. Ajoutons que le Sanox est moins cher ou tout au moins pas plus cher que le Café de qualité même très ordinaire.

La boîte de 250 grammes . .	1 fr. 25
La boîte de 500 grammes . .	2 fr. 25

NOTA. — Le Sanox porte sur chaque boîte le *Timbre de garantie de l'État Français.*

L'Aliment pour tous :

LE PHOSPHO-NOUR

Aliment calorigène

Si nos aliments contiennent de la vie, ils contiennent aussi du poison.

INTOXICATION alimentaire ! Toxhémie ! Intoxiqué ! voilà ce qu'on entend dire chaque jour autour de soi.

C'est qu'en effet si les aliments contiennent des principes assimilables propres à entretenir la vie, beaucoup contiennent des matières toxiques ou qui peuvent le devenir au cours de leur passage dans le tube digestif. L'homme en parfaite santé peut résister plus ou moins longtemps à ces toxines ou poisons, mais cette résistance varie selon le tempérament. Elle sera moins longue et plus facilement vaincue chez l'arthritique, le nerveux, le dyspeptique ; chez celui dont le foie ou les reins auront été touchés par des maladies antérieures, telles que grippe infectieuse, scarlatine, fièvre typhoïde, etc. Quant à l'homme malade, on comprend qu'il n'offre aucune résistance à ces empoisonnements et souvent l'intoxication alimentaire vient s'ajouter à la maladie pour l'aggraver. Et cela d'autant plus facilement que presque toujours les médicaments absorbés forment une troisième source d'intoxication qui vient s'ajouter aux deux autres.

Un grand Maître, le Professeur Hayem, n'a pas craint de déclarer du haut de la tribune de l'Académie de Médecine (Séance du 25 novembre 1913) que la plupart des malades qu'il voyait étaient atteints de désordres d'origine médicamenteuse, et ses confrères ont jugé le péril tellement grave que *l'illustre Compagnie, sacrifiant plusieurs séances à cette question, a demandé aux pouvoirs publics qu'une loi interdit aux pharmaciens de renouveler les ordonnances médicales comportant des toxiques.*

Le danger est donc de tous les instants ! que faut-il faire pour y remédier ? Il faut choisir des aliments, tels que le Phospho-Nour, qui, offrant une source d'énergie suffisante pour entretenir la Vie, n'amènent pas de poisons dans l'organisme et s'opposent en outre à leur formation dans le tube digestif.

L'énergie fournie par les aliments a été calculée en chaleur. L'unité de chaleur est la calorie, et il faut à l'homme adulte environ 2.500 calories par jour. Or, le Phospho-Nour introduit dans le tube digestif, engendre une grande quantité de calories. *C'est le type des aliments calorigènes,* non seulement il s'impose à la désassimilation des matières protéiques et grasses de nos tissus vivants, mais encore, il facilite énormément l'assimilation des matières albuminoïdes de l'alimentation et assure, avec le maintien de l'état de santé, le maximum de résistance à la maladie.

C'est un aliment d'épargne de premier ordre parfaitement tolérant pour l'estomac. Une fois ingéré il appelle immédiatement une grande quantité de suc dans cet organe et par la brusque exsudation ainsi provoquée à la surface de la muqueuse gastrique il décongestionne cette muqueuse. Action particulièrement précieuse, chez les nerveux qui souffrent de l'estomac et ont crainte de manger par peur de réveiller les douleurs.

Le Phospho-Nour est très vite digéré, par conséquent comme il séjourne fort peu de temps dans l'estomac, il ne le fatigue pas et ne provoque ni spasmes, ni douleurs. Son emploi est absolument indispensable pour habituer peu à peu les estomacs fatigués à prendre une nourriture plus complexe.

Le Phospho-Nour est particulièrement recommandé par les médecins quand ils veulent faire travailler le moins possible l'estomac et assurer cependant une bonne alimentation comme dans tous les cas de gastrites aigües ou chroniques, infectieuses ou toxiques.

Le Phospho-Nour doit être l'aliment préféré par les personnes dont l'estomac et l'intestin sont délicats. C'est l'aliment de choix pour les femmes enceintes ou nourrices, pour les convalescents, les neurasthéniques, les déminéralisés et tous les surmenés physiquement ou cérébralement. En outre, comme il ne donne pas de toxines à l'organisme, les médecins le conseillent dans toutes les affections de la peau et des reins.

Le Phospho-Nour, aliment végétal, essentiellement facile à digérer, riche en phosphore assimilable, est délicieux au goût et ne constipe pas.

C'est l'aliment idéal de tous les âges, et de tous les goûts. Comme il augmente l'énergie musculaire, c'est le petit déjeuner et le goûter préférés de tous les gens de sport.

Mode d'emploi.

Mettre une ou deux cuillerées à soupe par personne dans une casserole en émail ou porcelaine : au moyen d'une cuiller en bois, délayer peu à peu avec le liquide choisi, eau ou lait ; mettre sur le feu et retirer quand l'ébullition a commencé.

On peut aussi plus simplement faire bouillir le liquide choisi et verser le Phospho-Nour en remuant avec une cuiller et retirer dès que l'ébullition se produit. Sucrer à volonté.

La quantité de Phospho-Nour contenue dans les boîtes est toujours la même ; mais les boîtes sont un peu plus grandes que le contenu pour éviter l'agglomération.

La boîte, net . . . . 2 fr. 25

Nota. — Le Phospho-Nour porte sur chaque boîte le *Timbre de Garantie de l'État Français.*

L'Aliment faisant engraisser :

L'AGROSE

Aliment hypernutritif, Renforçateur de la Vie

L'homme porte avec lui le terrain sur lequel il vit.

LA MAIGREUR

La Maigreur, quelle vilaine chose et quel vilain mot, combien il évoque à notre esprit de choses désagréables ou ridicules ! Dérivé du mot latin *macer* qui signifie battu, miséreux, aminci, peu fertile, on l'a immédiatement à la bouche pour exprimer le dédain : une maigre chère, une maigre dot, une terre maigre. Et maintenant, si nous abandonnons le mot et regardons la chose en nous limitant à l'homme, nous voyons que, au contraire de l'obèse qui appelle l'ironie, l'homme maigre ou la femme maigre appellent la pitié et, par surcroît, quelquefois l'ironie aussi. L'expression de planche à pain n'est-elle pas courante pour désigner une femme dont les charmes sont absents ?

Nous avons dit que le mot de maigre appliqué à l'homme ou à la femme évoquait la pitié, et cela est juste, car la maigreur est toujours le résultat d'une maladie qui a entraîné la dénutrition. La maigreur est elle-même, à vrai dire, une maladie secondaire.

C'est une maladie qui consiste en ce que l'organisme n'assimile plus ou désassimile trop. Certains maigres sont légendaires pour leur appétit; mais ils ont beau manger, rien ne leur profite, leurs réserves ne s'accumulent pas ou, pour mieux dire, ils n'ont pas de réserves et sont à la merci du premier mal qui va attaquer leur organisme. Donc la maigreur est toujours un fâcheux présage et elle est laide. En y remédiant, c'est donc non seulement assurer la beauté corporelle, mais encore faire des réserves pour lutter contre les maladies qui nous guettent.

Voilà le mal, quel est le remède ?

Les savants biologistes qui ont découvert l'Agrose ont été conduits à cette découverte par l'étude de certaines plantes qui ont la propriété d'emmagasiner des réserves abondantes dans tout ou partie de leur individu. Ils ont remarqué que ces plantes, dans certaines conditions de préparation du terrain et de symbiose, perdaient, ou presque, cette propriété d'emmagasiner des réserves, et que, dans des conditions inverses, ces réserves s'accumulaient dans des proportions souvent extraordinaires.

Cela dit, ils ont comparé un homme à une plante; mais, dira-t-on, l'homme se meut, il ne vit pas comme la plante sur un terrain, immobile, et la comparaison n'est pas juste ! Eh bien si, cette comparaison est exacte. L'homme vit sur le terrain qu'il porte en lui, et comme la plante il envoie des racines dans ce terrain pour y puiser les sucs nourriciers, ainsi que le fait la plante. Est-ce que ce ne sont pas des racines que ces villosités intestinales qui viennent puiser dans le tube digestif les aliments qui y ont été introduits, et ces aliments ne constituent-ils pas le sol, le terrain sur lequel l'homme vit ? L'homme porte donc véritablement avec lui le terrain sur lequel il vit.

Partant de cette comparaison que nous avons démontrée rigoureusement juste, nos biologistes ont appliqué à l'homme les méthodes qu'ils avaient essayées sur les plantes et qui leur avaient si bien réussi. Le succès a couronné leurs efforts, car les résultats ont été les mêmes. Chez la plante, il y avait à modifier le terrain dans un certain sens ; chez l'homme, il y avait à modifier l'alimentation. C'est le résultat de leurs recherches appliquées à l'homme qui constituent le nouvel aliment baptisé Agrose. La découverte de l'Agrose : c'est la guérison de la maigreur. C'est la force et la santé rendues aux anémiques, aux malingres et aux rachitiques. C'est le charme rendu à la femme.

L'Agrose est un aliment naturel complet, très facile à digérer, excessivement nutritif. Producteur de chair, il permet à l'homme d'emmagasiner des réserves, d'accroître ses tissus et par conséquent son poids, c'est le meilleur soutien et renforçateur de la vie. Enfin il permet de lutter contre cette maladie qu'est la maigreur, frappe-t-elle seulement une partie du corps ou sa totalité. Aux femmes qui déplorent une poitrine absente nous dirons donc :

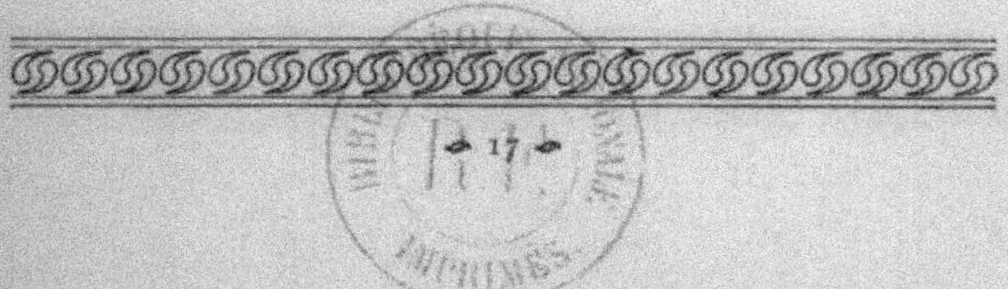

ne cherchez pas dans des médicaments presque toujours toxiques, puisque arsénicaux, des résultats problématiques ; vous n'y trouverez que des empoisonnements. Au contraire, dans l'Agrose, vous trouverez les résultats cherchés, et loin de nuire à votre santé, vous l'améliorerez.

Les plantes ne deviennent fortes et belles que sur un terrain approprié, des savants ont préparé pour vous l'aliment qui vous rendra belles et fortes.

TRAITEMENT PAR L'AGROSE

Le Traitement par l'Agrose n'entraîne aucune complication, aucun changement dans son genre de vie. Il suffit de compléter son alimentation de chaque jour en consommant quelques cuillerées à soupe d'Agrose soit en potages ou en entremets, et cela aux repas ou entre les repas.

Comme soins complémentaires, les médecins conseillent d'éviter le froid, la fatigue, les émotions, l'abus des plaisirs, le surmenage intellectuel, le nervosisme. Ils recommandent de boire largement aux repas, et surtout de la bière, de s'abstenir rigoureusement de café, qu'on peut remplacer par le Sanox, d'éviter les acides tels que le vinaigre et enfin de faciliter la digestion en prenant un peu de notre confiture de miel de Malt comme dessert, ainsi que de se reposer si possible sur une chaise longue après les repas.

Avec l'Agrose on prépare des Potages, des Bouillies, des Entremets.

Potages. — Délayer une cuillerée à soupe d'Agrose par personne avec un peu du liquide choisi mais froid. Verser le reste du liquide en quantité nécessaire selon le goût de chacun, car on peut faire les potages plus ou moins épais. Faire cuire 5 minutes en remuant. Ajouter à volonté poivre, sel, beurre, jaune d'œuf ou jus de viande. Comme liquide, on peut prendre de l'eau, du bouillon gras ou maigre. On peut aussi se servir de lait, mais il faut alors se contenter de sucrer.

Prenez votre temps pour bien délayer l'Agrose avec le liquide, car vous évitez ainsi les grumeaux et obtenez une cuisson homogène.

Bouillies. — La préparation est la même que pour les potages, mais il faut diminuer la quantité de liquide.

On obtient une bonne consistance en mettant par personne une très forte cuillerée d'Agrose avec 1/4 de litre, soit un grand verre du liquide choisi (bouillon, lait, etc...).

Entremets. — Délayer par personne une forte cuillerée à soupe d'Agrose dans un quart de litre de lait. Sucrer et parfumer à la vanille ou cannelle.

AGROSE CACAOTÉE. — Pour les personnes qui aiment le goût du cacao, nous avons préparé de l'Agrose parfumée au cacao. Cette Agrose cacaotée se prépare au lait, claire ou épaisse comme l'entremets ci-dessus. Sucrer et parfumer avec vanille ou cannelle, au goût de chacun.

AGROSE MALTÉE. — A la demande du Corps Médical nous avons préparé une farine ou Fleur de Malt pure particulièrement riche en diastases et qui rendra de grands services à ceux dont l'estomac et l'intestin sont fatigués et qui par conséquent assimilent mal. Cette farine ou Fleur de Malt pure I. d. R. permettra en outre d'intensifier et de faciliter l'alimentation par l'Agrose en saccharifiant et fluidifiant cette Agrose (cacaotée ou non).

Pour cela il suffira, en préparant des bouillies par exemple, d'ajouter pour chaque cuillerée d'Agrose une demi-cuillerée à café de Fleur de Malt pure. La préparation se fera de la même façon, c'est-à-dire qu'on délayera peu à peu le mélange d'Agrose et de Fleur de Malt pure avec le liquide choisi, puis on portera sur le feu en remuant jusqu'à ébullition. La seule précaution à prendre est de chauffer lentement pour laisser la Fleur de Malt agir. Si l'on n'est pas pressé, il sera bon même, dès que la bouillie donnera quelques vapeurs, de retirer la casserole du feu pendant 5 à 10 minutes, puis de l'y remettre pour achever la cuisson. On obtiendra ainsi des bouillies beaucoup plus claires et plus riches, car on peut doubler la dose d'Agrose grâce à cette petite quantité de notre Fleur de Malt pure ajoutée.

Donc, pour obtenir une bonne bouillie d'Agrose Maltée, mettre pour une personne :

2 fortes cuillerées d'Agrose ;

1 cuiller à café de notre Fleur de Malt pure ;

1/4 de litre du liquide choisi (eau ou lait).

Préparer comme il est dit ci-dessus, sucrer et aromatiser si l'on veut au goût de chacun.

La quantité d'Agrose contenue dans les boîtes est toujours la même ; mais les boîtes sont un peu plus grandes que le contenu pour éviter l'agglomération.

Agrose	La boîte net .	3 francs
Agrose Cacaotée.	La boîte net .	3 fr. 50

NOTA. — L'Agrose porte sur chaque boîte le *Timbre de Garantie de l'État Français.*

L'Aliment faisant maigrir

LA DOUCIA

Aliment protéique

FAVORISE L'ÉLIMINATION DES CORPS GRAS
EMPÊCHE LEUR FORMATION — ASSURE LA SVELTESSE DU CORPS

Le corps thyroïde et ses dérivés ne font pas maigrir et sont très dangereux pour le cœur.

L'OBÉSITÉ

L'OBÉSITÉ, caractérisée par une surproduction du tissu graisseux, n'est quelquefois qu'une gêne, c'est souvent une maladie et c'est toujours une difformité, car les formes sont atténuées, la face est bouffie, le cou court, le ventre proéminent. De plus la peau est souvent rougeâtre ou eczémateuse, l'essoufflement facile et la sueur abondante.

Ses causes

La plupart du temps, les obèses n'ont qu'à s'en prendre à eux-mêmes, car leur état est dû soit aux abus de la table, soit au manque d'exercice, soit à ces deux causes réunies. Cependant, il faut bien le dire, on trouve souvent chez ceux qui sont obèses ou ont tendance à le devenir des ascendants arthritiques. C'est-à-dire que ces ascendants ont été soit obèses eux-mêmes, soit rhumatisants, goutteux, migraineux, diabétiques, ou encore ont souffert de l'asthme, de la gravelle, manifestations multiples de la même tare organique. Mais, dans tous les cas, qu'on soit de souche arthritique ou non, en surveillant et modifiant son alimentation et faisant de l'exercice, on prévient et guérit l'obésité.

C'est entre 20 et 30 ans généralement que l'obésité débute, mais quelquefois plus tôt chez les femmes, dont le genre de vie est plus sédentaire, surtout au moment de la grossesse et de la lactation.

On favorise l'obésité en abusant d'une consommation de viande excessive, des légumes secs, des pommes de terre, du sucre, des boissons spiritueuses, des féculents et surtout du pain frais. La sédentarité, le défaut d'exercice musculaire et l'abus des bains tièdes exagèrent aussi les tendances à l'obésité.

Ses conséquences

Elles sont de deux ordres, les unes ont trait à la beauté du corps, les autres à la santé générale. Chez les obèses, la ligne disparaît et l'on voit survenir la déformation graduelle de presque toutes les régions. L'abdomen est parfois énorme, les épaules et les seins se développent de plus en plus, les joues sont bouffies, le cou raccourci, le menton se double, se triple, les fossettes disparaissent et les bourrelets graisseux surviennent un peu partout. Les obèses marchent de plus en plus péniblement, essoufflés, les bras écartés du corps, le nez et les joues souvent violacés, et si beaucoup d'obèses ont le visage et les muqueuses exsangues, ils ne se plaignent pas moins que les premiers de bourdonnements d'oreilles, d'éblouissements, de vertiges et de tendance à la syncope. Chez l'obèse, le cœur chargé de graisse ne fonctionne plus à son aise, il faiblit et souvent se rompt. La digestion devient difficile. Une constipation tenace alterne souvent avec de la diarrhée fétide. Chez l'homme, la frigidité est fréquente et chez la femme les troubles utérins sont constants. Enfin chez les obèses l'hémorragie cérébrale et la mort subite sont souvent la terminaison de la maladie.

Son traitement

Voici rédigé par un médecin expert en la matière ce qu'il faut faire :

« Pour remédier à l'obésité acquise ou en voie de s'établir on a à sa disposition deux moyens généraux : 1° les médicaments, 2° l'alimentation complétée par un ensemble de soins accessoires.

Les médicaments auxquels on a eu recours pour combattre l'obésité ou les tendances à devenir obèse sont l'iode, les alcalins, l'extrait d'ovaire, le corps thyroïde et ses dérivés. *Or il n'y a pas de traitement médicamenteux* de l'obésité, car les médicaments n'agissent pas, ou, s'ils agissent, c'est en remplaçant une maladie qui n'est quelquefois qu'ennuyeuse par d'autres maladies graves. Ainsi le corps thyroïde par exemple occasionne souvent de graves désordres du côté du cœur et un diabète, passager dans certains cas, durable dans d'autres.

Le seul moyen d'arriver à un résultat, c'est de s'astreindre à un régime. Que vous soyez un peu fort et que vous vouliez perdre quelques kilos, ou que vous soyez vraiment obèse, dans un cas comme dans l'autre c'est votre alimentation qu'il faut modifier peu ou beaucoup selon le but que vous voulez atteindre.

Tout d'abord voilà les aliments dont vous devez user modérément ou supprimer tout à fait selon le résultat cherché :

1° Riz, pommes de terre, pois, haricots, fèves, lentilles ;

2° Sel, sucre, pâtisserie ;

3° Pâtes, macaroni, nouilles, etc. ;

4° Beurre, huile et toutes les graisses ;

5° Toutes les soupes, à l'exception du bouillon dégraissé ;

6° Poissons gras : maquereau, congre, anguille, tanche, saumon, carpe ;

7° Porc et charcuterie, foie gras, gibier, oies et volailles grasses ;

8° Bière, boissons spiritueuses et les vins riches, Bourgogne et Champagne.

Mais, dira-t-on, que reste-t-il ? Fort peu de choses, il faut bien en convenir, si des recherches récentes n'avaient permis à la Science mise au service de l'alimentation de préparer un nouvel aliment, la

Doucia, grâce auquel, tout en usant modérément des aliments contenus dans le tableau ci-dessus, on peut obtenir le résultat désiré sans avoir à changer sa vie ni à entrer dans certaines maisons de régime, tels des reclus dans un monastère.

LA DOUCIA

La Doucia est un aliment riche en substances azotées et très pauvre en hydrates de carbone, qui ont le grave inconvénient de favoriser la formation des graisses dans l'organisme. La Doucia, tout en empêchant la formation des corps gras, favorise leur élimination et nourrit les muscles, chose importante chez les obèses qui sont souvent paresseux pour se mouvoir et prendre de l'exercice. C'est, comme nous l'avons dit précédemment, dans l'étude de la biologie végétale que les savants qui ont composé la Doucia ont trouvé l'idée qui leur a permis d'obtenir des résultats inespérés et inconnus jusqu'a ce jour.

Avec la Doucia point n'est besoin à ceux qui sont un peu forts, à ceux dont les lignes commencent à fondre, point n'est besoin de suivre un régime excessif. Qu'ils remplacent simplement un de leurs repas par un repas à la Doucia ou bien qu'à chacun de leurs deux principaux repas ils remplacent un des plats de la table familiale par une assiettée de Doucia, et c'est tout. Pour l'obèse véritable, le changement sera un peu plus grand : à chacun de ses repas il faudra remplacer un plat par de la Doucia. Enfin, dans tous les cas, il est bon, pour favoriser le traitement et aider au succès, de tenir plus ou moins compte de la nomenclature donnée ci-dessus.

Soins accessoires

Ceux qui tiennent à garder leur sveltesse, les obèses ou ceux qui ont tendance à le devenir, devront boire entre les repas et non aux repas. Qu'ils boivent chaud si c'est possible. Qu'ils fassent modérément chaque jour un peu d'exercice : la marche est excellente. Qu'ils s'habillent plutôt légèrement que chaudement. Si cela leur est possible, qu'ils prennent des bains refroidis à 34°, 33°, 32°, et même moins, qu'ils restent 20 minutes au bain sans le réchauffer. En sortant du bain, qu'ils se fassent faire une bonne friction sèche. »

Avec la Doucia on prépare des Potages et des Bouillies

Potages. — Pour une personne, délayer une forte cuillerée à soupe de Doucia avec un peu d'eau froide en ayant soin d'éviter les grumeaux. Ajouter de l'eau en quantité suffisante selon le goût de chacun, car on peut faire les potages plus ou moins clairs. Faire cuire en remuant avec une cuiller en bois et laisser bouillir une minute. Assaisonner *très légèrement* et ajouter soit *très peu* de beurre, soit un jaune d'œuf, soit du jus de viande. On peut aussi remplacer l'eau par du bouillon maigre ou du bouillon gras bien dégraissé ; mais alors il faut se contenter d'assaisonner *très légèrement* et ne mettre ni beurre, ni jaune d'œuf.

Bouillies. — Dans une casserole émaillée, délayer une bonne cuillerée à soupe de Doucia (20 grammes) avec 125 grammes de lait. Porter sur le feu en remuant avec une cuiller en bois et faire bouillir une minute. Aromatiser si l'on veut avec vanille, cannelle ou citron.

La quantité de Doucia contenue dans les boîtes est toujours la même ; mais les boîtes sont un peu plus grandes que le contenu pour éviter l'agglomération.

La boîte, net. . . . . 3 fr.

NOTA. — La Doucia porte sur chaque boîte le *Timbre de garantie de l'État Français.*

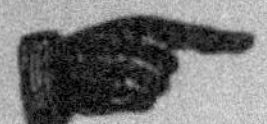

Lisez ceci,

Maîtresses de Maison !

Le soir, au dîner, si vos invités acceptent le Café ou le Thé que vous leur offrez, ils auront **une nuit d'insomnie** et garderont **mauvais souvenir** de la soirée passée chez vous.

Si au contraire vous leur offrez une tasse de Sanox, **ils dormiront bien,** se trouveront frais et dispos le lendemain et vous sauront gré d'avoir **pensé à leur bien-être.**

EMBRYON ou GERME DE BLÉ

Panbryon

« Le Parfum des moissons »

L'EMBRYON ou germe du blé est la partie la plus essentielle du grain, car c'est cet embryon qui donnera naissance à la nouvelle plante, l'espoir des moissons futures. C'est donc la partie la plus riche en substances minérales, en substances grasses phosphorées et azotées (lécithines) et en acide anhydroxyméthylènediphosphorique uni à la potasse et à la magnésie. (Il contient 12 pour 100 environ de matières grasses et 5 à 6 pour 100 de cendres.)

L'embryon de blé permet donc d'introduire dans l'organisme une grande quantité de phosphore directement assimilable sans avoir recours aux phosphates médicamenteux qui sont souvent des produits inassimilables et sont toujours des produits chimiques ! L'embryon de blé constitue un aliment qui, par son phosphore, ses bases, chaux, magnésie, potasse, assure la réminéralisation de l'organisme ; il rendra donc de grands services chez les enfants qui ont à former leurs os, chez ceux qui ont le système osseux malade ; il aidera puissamment à la consolidation des fractures ; enfin il s'impose chez les déminéralisés, notamment chez les neurasthéniques, les tuberculeux et les cancéreux.

Il sera également fort utile aux diabétiques maigres et aux femmes enceintes, car le phosphore assure l'assimilation des matières albuminoïdes.

La valeur diététique des embryons de blé est connue depuis longtemps, et on a souvent proposé au Corps Médical des produits à base d'embryons de blé. Ces embryons étaient toujours ou privés de leurs corps gras ou mélangés à diverses substances : sucre, biscuits pulvérisés, cacao, etc... Ces soustractions d'une partie du principe actif et additions de substances étrangères étaient faites surtout pour masquer le goût soi-disant désagréable des embryons de blé. Or nous avons préparé avec un soin extrême une farine d'embryon total du blé (Panbryon par contraction de Panembryon, tout l'embryon), sans addition de quoi que ce soit, et nous avons donné cette farine à l'essai de divers côté, laissant au consommateur le soin de l'aromatiser si c'était nécessaire, et ce à son gré.

Cette farine de germe de blé ou Panbryon a donné partout la plus entière satisfaction, et si quelques-uns y ont ajouté de la vanille ou du cacao, le plus grand nombre s'est contenté, s'il employait ce Panbryon en bouillie, de le sucrer tout simplement.

Une des causes qui font aussi qu'on a ajouté différentes substances aux germes du blé ou qu'on les a partiellement ou totalement privés de leurs substances grasses, c'est que la présence de ces substances grasses est une très grosse difficulté pour les réduire en farine ; or, nous avons trouvé un procédé qui nous a permis d'obtenir ce résultat tout en leur conservant *toutes leurs substances grasses*. Le goût de notre germe de blé en farine ou Panbryon préparé par ce procédé spécial à l'Institut des Régimes n'est, nous l'avons vu, nullement désagréable. Ce goût est au contraire recherché par d'aucuns, notamment, comme nous le disait un savant docteur de nos amis, par les amateurs du « Parfum des Moissons ». Comme nous demandions à ce savant ce qu'il entendait par le « Parfum des Moissons » :

« Voici, nous dit-il, lorsqu'à la fin de juillet, quand les moissons sont mûres, si vous vous promenez dans les champs, dans le calme du plein midi, alors que les rayons du soleil dardent et chauffent les épis qui attendent la faux du moissonneur, cueillez un de ces épis, choisissez-le parmi ceux dont les grains sont les plus gros et les plus mûrs, égrenez cet épi dans votre main, soufflez sur les grains pour les débarrasser de leurs légères enveloppes, puis mangez ces grains. Les corps gras contenus dans ces grains vous laisseront dans la bouche un parfum, un goût que je trouve délicieux et que j'adore. C'est ce parfum que j'appelle « Le Parfum ou l'Essence des Moissons » et c'est lui que je retrouve dans le Panbryon. Voilà pourquoi je suis heureux d'en goûter souvent, car, outre son action puissamment reconstituante, il est pour moi au point de vue psychique un réconfort sans pareil. Lorsque, harassé de fatigue et inquiet des mille soucis que nous crée à nous autres médecins notre noble profession ; lorsque, dis-je, j'en prends, son doux parfum me rappelle mes promenades dans les guérets, la molle brise qui descend du coteau et agite doucement les chênes et les moissons. Voilà alors la vie trépidante et toutes les misères oubliées. Avec le Panbryon descend dans mon âme un peu du soleil, de la joie, et du calme des champs. »

Mode d'emploi

Notre farine de germe de blé ou Panbryon peut être consommée pure ou ajoutée à d'autres farines pour les enrichir en phosphore et les rendre ainsi plus nourrissantes.

On peut, par exemple, en ajouter aux bouillies des jeunes enfants et aux potages des malades ou des convalescents. Deux à trois cuillerées à café aux bouillies des nourrissons. Une cuillerée à soupe aux potages des adultes. Si on emploie le Panbryon pur, on peut préparer avec lui des potages au bouillon gras ou maigre, ou au lait.

La dose est de une cuillerée à soupe par personne. Quant aux bouillies, elles se préparent surtout au lait. On rend pour une assiettée 20 gr. de Panbryon et 100 à 125 gr. de lait. Dans une casserole émaillée ou en porcelaine on délaye peu à peu, au moyen d'une cuiller en bois, le Panbryon avec le lait, on sucre et on porte sur le feu en remuant constamment jusqu'à l'ébullition. On laisse cuire 5 minutes sans cesser de remuer et l'on aromatise, si l'on veut, à la vanille ou à la cannelle, au goût de chacun.

La boîte, net . . . . . 2 fr.

FLEUR DE MALT PURE I. d. R.

Excessivement riche en diastase

Digestive — Tonique — Reconstituante

NOTRE Fleur de Malt pure sert à malter ou diastaser soi-même avec économie toutes les crèmes ou farines de céréales (blé, avoine, orge, riz, etc...) et de légumes (haricots, lentilles, pois, fèves). Elle assure la digestibilité de ces farines en les saccharifiant, c'est-à-dire en les transformant en sucre assimilable et les fluidifiant. Elle est particulièrement utile pour les enfants délicats ; les dyspeptiques de l'estomac, de l'intestin, du pancréas, les anémiques, les souffreteux.

Mode d'emploi

Préparer les potages ou bouillies comme d'habitude à l'eau ou au lait, mais avoir soin d'ajouter à la farine choisie une demi-cuillerée à café de Fleur de Malt pure par cuillerée à soupe de farine, et cela avant de délayer. Puis porter sur un feu doux pour laisser le temps à la Fleur de Malt d'agir. Faire cuire cinq minutes environ.

Pour obtenir une action plus complète il faut, dès que la vapeur d'eau commence à s'échapper de la casserole, sortir celle-ci du feu pendant une dizaine de minutes, puis la remettre sur le feu pour achever la cuisson.

Notre Fleur de Malt pure peut aussi s'employer seule. Prendre par personne 3 cuillerées à soupe de Fleur de Malt pure et 125 grammes d'eau ou de lait au choix ; délayer dans un peu du liquide choisi et ajouter ensuite le reste de ce liquide. Faire cuire à petit feu pendant 5 minutes environ.

Expérience à faire

Pour se rendre compte du pouvoir saccharifiant et fluidifiant de notre Fleur de Malt pure, c'est-à-dire de son pouvoir digestif, il suffit de faire en même temps deux bouillies : l'une avec une cuillerée à soupe de farine de froment par exemple, et 100 grammes d'eau, l'autre avec le double de farine de froment, soit deux cuillerées à soupe, et une cuillerée à café de notre Fleur de Malt pure avec la même quantité d'eau, soit 100 grammes, en opérant comme il est dit ci-dessus. On verra que la seconde bouillie, quoique ayant le double de farine pour la même quantité d'eau, ne sera pas plus épaisse ni plus volumineuse. On aura ainsi la preuve que notre Fleur de Malt pure aura assuré la digestibilité du froment, permettant ainsi une alimentation plus substantielle, puisque, sous le même volume et la même consistance, on peut mettre deux fois plus de froment.

La boîte net, 1 fr. 25 (250 gr.)

MALTOSE I. d. R.

Sucre, Miel ou Confiture de Malt

Riche en sels minéraux alibiles, notamment en phosphates, notre Maltose I. d. R., directement assimilable sans avoir besoin, comme le sucre ordinaire, d'être transformé en glucose dans le tube digestif, est donc recommandé dans tous les cas de dyspepsie ou de fatigue du tube digestif. Il est très utile pour la nutrition des convalescents et des enfants, don il favorise la croissance. En outre, comme il contient une forte proportion de diastases, il facilite énormément la digestion de tous les féculents, du pain notamment.

Mode d'emploi

Le Miel de Malt I. d. R. se prend soit en tartine, soit dissous dans un liquide, soit enfin à la fin du repas, comme dessert.

Une cuillerée à soupe constitue une dose moyenne qui peut être augmentée autant qu'on le voudra si l'on recherche une action rafraîchissante pour l'intestin.

Formules précieuses

BOISSON MALTOSÉE

Maltose I. d. R., une cuillerée à soupe.
Lait 1/2 litre.
Eau 1/2 litre.
Bicarbonate de soude, une pincée.

Délayer le Maltose dans le mélange d'eau et de lait, puis faire bouillir. On a ainsi une boisson qui donne d'excellents résultats pour prévenir la diarrhée verte des enfants.

Cette boisson constitue d'ailleurs pour eux un aliment complet.

HUILE DE FOIE DE MORUE MALTOSÉE

Eau	1/4 de litre.
Maltose I. d. R.	350 gr.
Huile de foie de morue ambrée	1/2 litre.

Mettre l'eau dans une casserole, ajouter le Maltose puis faire fondre sur un feu doux. Laisser refroidir complètement. Ajouter peu à peu l'huile de foie de morue en battant avec un fouet comme pour faire une mayonnaise ou des œufs à la neige. On obtient ainsi une émulsion dans laquelle le goût de l'huile de foie de morue est parfaitement dissimulé et qui est parfaitement accep ée et tolérée par tous les enfants.

Cette émulsion est très active, car à l'excellente

action de l'huile de foie de morue vient s'ajouter l'action reconstituante du Maltose I. d. R.

Verser dans un litre et conserver au froid.

Avoir soin d'agiter la bouteille avant l'usage.

SOUPE MALTOSÉE

Lait	1/2 litre.
Eau	1/2 litre.
Farine de froment	120 grammes.
Sucre ordinaire	20 grammes.
Maltose I. d. R.	2 cuillerées à café.

Mélanger l'eau et le lait dans une casserole émaillée, délayer la farine avec un peu de ce mélange en ayant soin d'éviter les grumeaux. Ajouter le sucre et le reste du mélange d'eau et de lait. Porter sur un feux doux en remuant avec une cuiller en bois. Quand des vapeurs d'eau commencent à sortir de la casserole, retirer celle-ci du feu, ajouter deux cuillerées à café de Maltose I. d. R. en remuant vivement, puis remettre sur le feu sans cesser de remuer jusqu'à ébullition.

La bouillie ainsi obtenue est très digestive, car l'amidon est en partie solubilisé, en partie saccharifié, chose importante pour les enfants dont le tube digestif est fatigué ou délicat.

Le petit pot (400 gr. environ) 1 fr. 60.
Le grand pot (1 kilo environ) 3 fr. 85.

Les pots en bon état se reprennent, les petits pour 0.15 et les grands pour 0.25.

En vrac, le kilo 3 fr. 50 (Pot non compris).

BOUILLON APUR

Le Bouillon Apur, à base de céréales choisies et de légumes sans purines, est riche en hydrocarbones et sels minéraux assimilables, notamment en phosphates ; il est recommandé par les médecins dans les cas d'entérites, de gastro-entérites, d'appendicites, dans toutes les intoxications, chez les uricémiques et chez les déminéralisés, tuberculeux et neurasthéniques, et chez les personnes soumises au régime lacté qu'il aide à tolérer.

Beaucoup de médecins qui ont bien voulu nous conseiller souvent et même quelquefois diriger nos efforts pour ramener le public à la saine Alimentation Naturelle, beaucoup de médecins nous ont dit qu'ils avaient imposé l'usage du bouillon Apur dans certaines familles où l'alimentation carnée était excessive et qu'ils avaient retiré de cette pratique des bienfaits inestimables.

Dans ces familles neuro-arthritiques une ou deux fois la semaine on remplace pour tout le monde les potages à la viande ou aux légumes ordinaires par des potages Apur et on facilite ainsi l'élimination des purines ; on lave pour ainsi dire l'organisme et en particulier le sang, les viscères et les articulations.

Avec le Bouillon Apur on peut préparer des bouillies aux biscottes, au riz et à toutes les farines.

Avec le Bouillon Apur on peut faire une décoction de céréalo-légumes qui, une fois passée à travers un tamis, constitue une excellente boisson pour les fébricitants, les arthritiques, les convalescents et pour les enfants qui souffrent de la croissance.

La boîte pour plusieurs litres . . 1 fr.

ALIMENTATION DES DIABÉTIQUES

La Cure des légumes secs, des Topinambours et du Sarrasin dans le diabète

Extrait du *Monde Médical* (5 février 1914).

MALGRÉ l'autorité renouvelée d'Avicenne, il est des médecins qui s'attachent à établir chez leurs diabétiques des régimes aussi rationnels que possible. Nous n'en sommes plus à un près et l'on sait quelle diversité peut présenter le menu des glycosuriques, suivant le signataire de l'ordonnance diététique. Malgré d'ailleurs cette variété ou à cause d'elle, il est infiniment difficile, sinon impossible, de fixer les éléments de l'alimentation de ces malades de façon rigoureuse. Les diabétiques sont eux-mêmes extrêmement divers et exigent des prescriptions particulières suivant la manière dont ils réagissent aux différentes nourritures et à toute la thérapeutique en général. Aussi faut-il prêter une attention fort grande aux cliniciens qui, comme vient de le faire M. Marcel Labbé, étudient, à ce point de vue spécial, telle ou telle éventualité pouvant se produire dans le cours du diabète.

Parmi ces faits particuliers, l'acidose et la menace de coma peuvent évidemment compter parmi celles que l'on doit suivre et traiter avec le plus grand soin. En pareil cas, la généralité des médecins estime que le régime lacté s'impose. Mais celui-ci, qui jouit de nombre d'avantages, ne laisse pas de les compenser par des inconvénients notoires. On peut compter comme tels la difficulté que présente souvent la digestion du lait. Au début du régime, il donne couramment de la diarrhée. Un peu plus tard, il occasionne volontiers de la constipation. Pendant tout le temps de son absorption, il est, pour maint malade, l'occasion de pesanteurs stomacales et de phénomènes analogues des plus désagréables.

Pour parer à ces ennuis qui peuvent être, en certains cas, un obstacle infranchissable à l'établissement utile du régime, Von Noorden avait eu l'idée ingénieuse de remplacer le lait, au moins en partie, par les bouillies d'avoine. Celles-ci firent assez souvent merveille, mais elles aussi apportaient, avec leur action bienfaisante, un contingent appréciable de désagréments. Elles n'étaient parfois pas mieux tolérées que le lait, et la diarrhée était de règle, pour quelques malades, avec leur emploi. Mais surtout elles constituaient un régime pauvre en albumine et qui ne s'opposait pas suffisamment à la dénutrition azotée. Il résulte de là qu'avec les farines d'avoine, comme d'ailleurs avec le lait, les malades ne se trouvaient pas suffisamment nourris et s'affaiblissaient. Il fallait trouver autre chose.

Cet autre chose, M. Marcel Labbé nous le présente sous la forme de la cure de légumes secs. Quoi qu'on pût en penser au premier abord, l'effet produit par ce régime sur la glycosurie est, somme toute, assez favorable. De fait, lorsque l'on soumet ces diabétiques à la cure en question, la glycosurie ne se montre pas plus élevée chez eux qu'avec un régime mixte pauvre en hydrates de carbone.

Dans bon nombre de cas, la proportion de sucre urinaire est moins forte ; dans quelques-uns même le sucre disparaît complètement. De ce côté, par conséquent, s'il n'y a pas un avantage considérable à l'actif des légumes secs, il n'y a non plus rien à souscrire à leur passif. Mais, en ce qui concerne la tolérance et la dénutrition, les légumineuses se montrent incontestablement supérieures. Les malades acceptent très volontiers ce régime et n'y trouvent aucun inconvénient sérieux. Pas de diarrhée comme avec l'avoine, pas de constipation comme avec le lait. L'estomac, en présence de cette nourriture, reste silencieux. C'est tout ce qu'on lui demande.

D'autre part, M. Marcel Labbé a établi avec des chiffres démonstratifs que l'albumine des légumineuses est incomparablement mieux utilisée par les diabétiques que celle de la viande, laquelle fait cependant partie de leur menu courant, et que celle du lait et celle des céréales. Aussi la dénutrition azotée est-elle avec ces légumes secs bien moindre qu'avec tout autre régime.

Passons aux accidents que nous voulons surtout diététiquement conjurer. A diverses reprises, M. Labbé est parvenu, par le moyen de cette prescription alimentaire, à dissiper la somnolence et le manque d'appétit, à éloigner, en un mot, les menaces de coma. L'acidité urinaire, sous l'influence de cette nouvelle cure, diminue rapidement et devient beaucoup plus facile à annihiler par le moyen des alcalins. Voici, par exemple, un malade qui est au régime mixte. Pour parvenir à rendre alcalines ses urines, il faut lui faire absorber 40 grammes, et souvent plus, de bicarbonate de soude dans les vingt-quatre heures. Mettons-le au régime des légumineuses, et avec 30 gr. de bicarbonate, nous obtiendrons ce résultat à coup sûr. Ceci constitue un ensemble de faits qui sont de la plus haute importance, laissent loin derrière eux les avantages précédemment mis en évidence et légitiment l'espoir que nous avons exprimé au commencement, celui de pouvoir parer aux menaces de coma qui sont perpétuellement suspendues au-dessus de la tête des diabétiques en état d'acidose.

Ces particularités nous posent, il faut le reconnaître, un problème qui est assez malaisé à résoudre. Les légumineuses contiennent de l'amidon et des albumines, les autres aliments et notamment les céréales, comme l'avoine, en contiennent aussi. Pourquoi ceux des premières sont-ils mieux tolérés et mieux assimilés que les précédentes ? Sans doute, comme le dit l'auteur de cette intéressante communication, y a-t-il, entre ces amidons et ces albumines, des différences d'ordre chimique qui nous échappent et que nos analyses imparfaites sont incapables de mettre en évidence. En tous cas, M. Labbé explique l'action favorable de ce régime sur l'acidose par cette particularité que les matières protéiques des légumes secs et des céréales renferment moins d'acides aminés cétogènes que celles du lait et de la viande.

En présence donc d'un diabétique en état d'acidose et surtout d'un malade de cette catégorie en imminence de coma, instituez le régime des légumes secs. Voici comment notre auteur le prescrit :

Faire ingérer à son malade, en vingt-quatre heures, 300 grammes de légumes secs. Ceux-ci sont constitués, chacun le sait, par les haricots, les pois, les lentilles et au besoin par les fèves, beaucoup moins utilisées que les précédents par la majorité de nos clients. Vous pouvez y joindre, pour varier un peu le menu, les pois de soja, moins habituels encore, qui ont le grand avantage d'être plus riches que les précités en albumines et moins riches en amidon, seulement leur cuisson est assez malaisée et c'est un détail dont il faudra prévenir votre malade... ou sa cuisinière.

A ce régime ajoutez 150 grammes de beurre, 3 à 6 œufs, et remplacez le pain banal, qui reste dangereux pour les glycosuriques graves, par 3 à 6 pains d'aleurone. Enfin comme boisson autorisez l'eau et trois ou quatre verres de vin de Bordeaux rouge, Bien entendu vous pouvez aussi permettre quelques légumes verts qui rendront les repas un peu plus appétissants. Mais, somme toute, vous aurez ainsi établi un régime peu désagréable, très utile et qui nourrira suffisamment vos malades, sans les lasser, car on peut avec ces éléments établir des repas assez variés. Ceci est l'affaire de la personnalité spécialiste dont j'ai prononcé le nom tout à l'heure. (*Le Monde Médical*, n° 507.)

Aux légumes secs les diabétiques pourront ajouter

deux aliments dont nous parlons plus loin : les topinambours, riches en inuline, et le sarrasin, riche en fer et en phosphore et beaucoup mieux toléré que l'avoine et n'occasionnant jamais de diarrhée. Ils pourront ainsi varier leur menu toujours si difficile à établir et si fatigant par son peu de variété.

Topinambours

(Hélianthus Tuberosus L.), Artichaut du Canada,
Poire de Terre
I. d. R.

Crème et Semoule. Topinambours en légumes

Ce qui caractérise le topinambour, c'est l'inuline qu'il contient.

Cette inuline a été proposée pour l'alimentation des diabétiques par Nannyn, Socin, Külz, Strauss. Ce dernier a en outre constaté son effet nettement favorable dans l'acétonurie ou acidose. C'est donc un aliment qui viendra aider heureusement à varier le régime si restreint des diabétiques. Enfin, les topinambours constituent pour tous un excellent aliment qui, par sa composition, se rapproche des fruits. Comme ils contiennent beaucoup de silice, et l'on sait que la silice tend à abaisser la pression artérielle, ils rendront donc beaucoup de services aux hypertendus.

TOPINAMBOURS AU LARD

Pour deux personnes.

Prendre 100 grammes de topinambours I. d. R., ajouter dix fois leur poids d'eau, faire cuire à petit bouillon. Laisser égoutter soigneusement. D'autre part, couper du lard en petits morceaux, le faire revenir dans une casserole avec du beurre ou de la graisse, ajouter les topinambours, puis un peu d'oignon, une cuillerée à soupe de vin blanc et un petit bouquet garni. Laisser mijoter une demi-heure, puis assaisonner.

RAGOUT DE TOPINAMBOURS

Pour deux personnes.

Faire revenir dans du beurre ou de la graisse quelques oignons. Ajouter 500 gr. de côtelettes de veau ou de mouton coupées en morceaux. Quand le tout est bien doré, lier avec un peu de farine puis mouiller avec de l'eau ou du bouillon. Faire cuire comme il a été dit ci-dessus 100 grammes de topinambours et égoutter soigneusement. Puis ajouter à la viande avec un bouquet garni, assaisonner et laisser cuire à petit feu.

TOPINAMBOURS EN LÉGUMES

Faire cuire la quantité de topinambours nécessaire comme il a été dit ci-dessus. Faire égoutter, puis remettre dans la casserole avec beurre ou graisse, poivre et sel.

SALADE DE TOPINAMBOURS

Prendre la quantité de topinambours nécessaire, les faire cuire comme il a été dit ci-dessus, laisser refroidir en faisant égoutter soigneusement, puis assaisonner comme une salade ordinaire.

PRÉPARATION DES POTAGES DE TOPINAMBOURS

Prendre par personne deux fortes cuillerées à soupe de Semoule de topinambour I. d. R. Faire cuire pendant une bonne demi-heure dans un demi-litre d'eau. Pendant cette cuisson, l'eau s'évaporera; on complétera le volume désiré avec du lait, puis ajouter beurre ou graisse et jaunes d'œufs et assaisonner à volonté. On peut également, en même temps que topinambour, ajouter un peu de crème de pommes de terre, pour épaissir le potage.

BOUILLIE DE TOPINAMBOURS

Prendre par personne deux fortes cuillerées à soupe de Crème de topinambour I. d. R., délayer avec de l'eau ou du lait, faire cuire pendant une demi-heure, puis sucrer ou assaisonner à volonté.

Topinambours en légumes	La boîte 0 fr. 60 (250 gr.)
Crème de topinambour	La boîte 1 fr. » (250 cc.)
Semoule de topinambour	La boîte 1 fr. » (250 cc.)

Sarrasin

(Polygonum Fagopyrum L.) Blé noir, Bucail ou Carabin
I. d. R.

Le Sarrasin ou blé noir est moins riche que le blé en amidon, il est aussi moins riche en substances azotées, mais par contre il est très riche en fer et contient beaucoup plus de phosphore assimilable que n'importe quelles céréales. Si sa richesse en phosphore le fait recommander aux enfants qui ont à faire leur système osseux, son peu de richesse en matières amylacées doit le faire recommander aux diabétiques qui peuvent avec grand avantage l'associer à la cure des légumes secs et des topinambours, il leur rendra beaucoup plus de services que l'avoine, car, contrairement à celle-ci, il n'occasionne jamais de diarrhée. Pour cet usage, nous recommandons vivement notre Crème de Sarrasin I. d. R. préparée avec les blés noirs des meilleurs crus du Clos Poulet.

Le Clos Poulet est cette partie de la Bretagne comprise entre la Rance et le Mont Saint-Michel, la capitale en est Saint-Malo, la ville des Loups de Mer et des Corsaires, la cité têtue. C'est en effet cette région qui, grâce à la mansuétude de son climat marin, produit les blés noirs les plus riches. Si nous en croyons les savants du cru, notamment le regretté docteur Botrel, l'élève préféré de l'illustre Jobert de Lamballe, c'est à la grande consommation qu'ils font de leur Sarrasin que les habitants de cette région privilégiée doivent leur renom de santé intrépide.

S'ils sont gais, mobiles, expansifs, vigoureux, entreprenants, s'ils méritent le nom qu'on leur a souvent donné de Gascons de Bretagne par opposition aux taciturnes Armoricains, c'est à leur blé noir qu'ils le devraient.

Avec la crème de Sarrasin I. d. R. on prépare des potages et des bouillies à l'eau et au lait. Dans le pays d'origine, on en fait surtout de la galette. Cette galette, qui n'a de commun avec la crêpe que la forme, se prépare de la façon suivante :

On fait avec la crème de Sarrasin I. d. R. une bouillie claire dont on étend la contenance d'une louche sur une plaque de fer ou galetier chauffé assez fortement. Quand la galette est cuite d'un côté, on la retourne pour la faire cuire de l'autre. On ajoute souvent à la crème de sarrasin de la farine de froment, pour donner du liant à la pâte. Mais pour les diabétiques nous conseillons d'ajouter plutôt de la crème de gluten et de faire la pâte simplement avec de l'eau salée. On obtient ainsi une galette très riche en azote, éminemment digestible, et qui remplace très bien le pain. Cette galette se mange telle que, soit avec du beurre, soit avec des noix, des noisettes ou des amandes.

Si vous vous trouvez embarrassé pour cette petite fabrication, allez chercher votre farine de Sarrasin à l'Institut des Régimes, et demandez une petite leçon de cuisine à ce sujet. Elle vous sera donnée avec toute la bonne grâce possible.

Le paquet de 250 grammes . . o fr. 50.

Soya ou Soja

Soya Hispida (Légumineuses)

Comme nous l'avons vu plus haut aux légumes ordinaires : haricots, pois, lentilles, fèves, les diabétiques peuvent ajouter les pois de Soja, encore appelés pois de Chine ou fèves du Japon. Cette légumineuse est en effet cultivée en Chine et au Japon depuis la plus haute antiquité. Les Chinois tirent de la graine quantité de produits, depuis un lait végétal jusqu'à des préparations qui rappellent le jambon, la confiture, etc... Etant donné la richesse des pois de Soja en albumine, en graisses, en phosphates divers, et leur pauvreté en hydrates de carbone (20 à 25 pour 100), ils peuvent rendre de réels services dans l'alimentation des diabétiques. Ceux-ci useront surtout des grains décortiqués et de la farine.

On commence à vendre aux Halles Centrales de Paris des pousses ou germes de Soja. Ces germes peuvent être accommodés en salade comme les pousses ou jets de houblon, dont on fait une si grande consommation dans le Nord, notamment à Bruxelles.

Voir les prix au tarif.

Observation importante

Les temps de cuisson que nous avons indiqués au cours de cet ouvrage pour chaque aliment sont des *temps minimum*. Mais il est bon de savoir qu'on peut augmenter ces temps, car la cuisson facilite toujours la digestion des aliments.

Souvenez-vous que

LE CAFÉ FAIT DU MAL

LE SANOX FAIT DU BIEN

Quelques indications diététiques
de nos Spécialités I. d. R.

Anémie. — Agrose. — Panbryon. — Phospho-Nour. — Sarrasin.

Artério-Sclérose. — Topinambours. — Sanox.

Arthritisme. — Topinambours. — Bouillon Apur. — Doucia. — Sanox.

Convalescence. — Agrose. — Phospho-Nour. — Panbryon. — Bouillon Apur. — Sanox.

Déminéralisation. — Phospho-Nour. — Panbryon.

Dénutrition. — Agrose. — Phospho-Nour. — Sanox.

Diabète. — Topinambours. — Panbryon. — Sarrasin. — Sanox sans sucre.

Energie (Augmentation de l'). — Phospho-Nour. — Agrose. — Sarrasin. — Sanox.

Femmes enceintes et Nourrices. — Agrose. — Phospho-Nour. — Panbryon. — Bouillon Apur. — Sanox.

Hypertension artérielle. — Topinambours. — Sanox.

Insomnie. — Sanox.

Intoxications. — Phospho-Nour. — Bouillon Apur. — Sanox.

Maigreur. — Agrose. — Fleur de Malt. — Miel de Malt.

Maladies de la peau. — Phospho-Nour. — Bouillon Apur.

Maladies de l'estomac et des intestins. — Phospho-Nour. — Fleur de Malt. — Miel de Malt. — Bouillon Apur. — Sanox.

Maladies des reins. — Phospho-Nour. — Bouillon Apur. — Sanox.

Maladies du Cœur et des Vaisseaux. — Bouillon Apur. — Doucia. — Sanox.

Maladies infectieuses. — Phospho-Nour. — Bouillon Apur.

Neurasthénie. — Phospho-Nour. — Panbryon. — Bouillon Apur. — Sanox.

Obésité. — Doucia. — Sanox.

Ossification. — Phospho-Nour. — Panbryon.

Surmenés. — Phospho-Nour. — Panbryon. — Agrose. — Sanox.

EXTRAIT DU TARIF GÉNÉRAL

Spécialités diverses I. d. R.

Agrose, aliment hypernutritif. . . . La boite 3 fr. »

Agrose cacaotée . . . . La boite 3 fr. 50

Bouillon Apur, céréalo-légumes . . . La boite 1 fr. »

Doucia, aliment protéique . . . . . . La boite 3 fr. »

Fleur de Malt pure, I. d. R. . La boite de 250 gr. 1 fr. 25

Germe de Blé (Panbryon) . . . . . La boite 2 fr. »

Malt Torréfié, I. d. R. . . . Le paquet du 500 gr. 0 fr. 50

Maltose, Miel de Malt, I. d. R. Le petit pot (400 gr. env.) 1 fr. 60
Le grand pot (1 kil. environ) 3 fr. 85
Les pots en bon état se reprennent :
Les petits pour 0 fr. 15, les grands pour 0 fr. 25.
Par kilo (pot non compris) . . 3 fr. 50

Phospho-Nour, aliment calorigène . . La boite 2 fr. 25

Sanox, remplace le café . . . La boite de 250 gr. 1 fr. 25
La boite de 500 gr. 2 fr. 25

Topinambours stérilisés, I. d. R.
La boite de 250 gr. 0 fr. 60
— (Crème de), I. d. R.
La boite de 250 cc. 1 fr. »
— (Semoule de), I. d. R.
La boite de 250 cc. 1 fr. »

Crèmes de Céréales et diverses

Arrow-Root	Le paquet de 250 gr.	0 fr. 80
Crème de Blé vert	— —	0 fr. 70
— de Maïs	— —	0 fr. 40
— d'Orge.	— —	0 fr. 40
— de Riz.	— —	0 fr. 40
— de Sarrasin	— —	0 fr. 50
— de Tapioca	— —	0 fr. 60
Fleur d'Avoine	— —	0 fr. 50
Tapioca des Antilles . . .	— —	0 fr. 60

Farines de légumineuses et diverses

Farine de Banane	Le paquet de 250 gr.	0 fr. 80
— Châtaigne . . .	— —	0 fr. 80
— Fèves.	— —	0 fr. 40
— Gluten	— —	1 fr. »
— Haricots. . . .	— —	0 fr. 40
— Lentilles. . . .	— —	0 fr. 40
— Pois	— —	0 fr. 40
— Soja	La boîte de 500 gr.	0 fr. 95
Fécule de Pommes de terre.	Le paquet de 250 gr.	0 fr. 30

Flocons de Céréales

Flocons d'Avoine	La boite de 250 gr.	0 fr. 40
— de Blé vert. . . .	— —	0 fr. 70
— d'Orge	— —	0 fr. 40
— de Riz	— —	0 fr. 50

Légumes décortiqués

Haricots flageolets	La boite de 500 gr.		0 fr. 70
Haricots suisses	—	—	0 fr. 70
Lentilles.	—	—	0 fr. 70
Petites Fèves	—	—	0 fr. 70
Petits Pois verts	—	—	0 fr. 70
Pois de Soja	—	Le kilo	0 fr. 60

Produits pour Diabétiques

Pains de Gluten à **0** fr. **45** et à **0** fr. **90** le pain.

Biscottes, Pains de toutes marques au Gluten, à l'Aleurone ou Légumine.

Panbryon (voir à Spécialités diverses I. d. R.).

Sarrasin — — — —

Soja — — — —

Topinambours — — — —

Biscottes, Gressins, Longuets, Pains grillés
de toutes marques.

Biscuits, Cacaos, Confitures de Myrtilles et autres de toutes marques.

Farines, Miels, Pâtes,
de toutes marques.

Toutes spécialités et **Produits de Régime**
recommandés par le Corps Médical.

CONDITIONS DE VENTE

L'Institut des Régimes assure à sa clientèle des livraisons rapides, quelle que soit l'importance de la commande.

Livraisons dans Paris. — Les ordres reçus le matin sont exécutés l'après-midi, et ceux reçus l'après-midi le sont le lendemain matin.

Nous effectuons sur demande des livraisons régulières hebdomadaires.

Toutes les livraisons se font rigoureusement au comptant.

Expéditions en Province. — Les expéditions se font le jour même de la réception de l'ordre.

Nous recommandons à nos clients de bien indiquer leur nom, leur adresse et la gare qui dessert leur domicile.

A partir de 25 francs net, toutes les commandes de produits à notre Marque sont expédiées franco de port et d'emballage, soit par petite vitesse en gare, soit par colis postaux, à notre choix. Au-dessous de cette somme le port et l'emballage sont à la charge de l'acheteur.

Sur demande les envois peuvent être faits en grande vitesse ; dans ce cas nous facturons la différence avec le prix de la petite vitesse.

Si vous avez besoin d'un assortiment de produits

de régime quelles qu'en soient les marques, nous sommes à votre disposition pour vous les fournir aux meilleures conditions possibles, et même vous faire chaque fois que cela se pourra le franco d'emballage et de port. Soumettez-nous vos commandes, il vous sera répondu immédiatement.

Expéditions pour l'Étranger et toutes les Colonies y compris la Corse, l'Algérie, la Tunisie et le Maroc.

Nous faisons le franco d'emballage pour toute commande de 25 francs de produits à notre Marque mais le port est toujours à la charge de l'acheteur.

Nos marchandises étant toujours vendues prises dans nos magasins à Paris, voyagent aux risques et périls du destinataire.

Tous nos colis étant remis en bon état aux transporteurs qui ne les accepteraient pas autrement, nous cessons d'en être responsables ; mais les camionneurs n'ayant pas toujours tous les soins désirables, nous prions nos clients de n'accepter les colis que sous réserve. S'il y a lieu à réclamation il faut la faire par lettre recommandée au chef de gare, dans les trois jours de la livraison.

N. B. — Prière d'envoyer chèques, mandats ou bons de poste en même temps que les commandes, *car il n'est jamais fait d'envoi contre remboursement.*

TABLE ALPHABÉTIQUE

des Matières et des Produits

IMPRIMERIE SCIENTIFIQUE MONTLIGEON (ORNE). — 6422-4-14.

www.ingramcontent.com/pod-product-compliance
Ingram Content Group UK Ltd.
Pitfield, Milton Keynes, MK11 3LW, UK
UKHW020956180726
13838UKWH00003B/1363